心 脏 听 诊

——听得清、看得见的多媒体教程

（本书与光盘配套使用）

主 编

张水旺

编 者

张 辉　郭文玲　冯巧爱

周 荣　李学文

金盾出版社

内 容 提 要

　　本教程是采用现代多媒体技术制作开发的新型心脏听诊教学及学习课件。教程集有关心脏听诊的文字信息、心电图资料、图片、音频及视频于一体,从全新的角度,对心脏听诊的相关资料作了系统介绍,使读者以一个新的直观的方法学习心脏听诊,提高学习兴趣与学习效果。

　　本教程共分六个部分:一是总论;二是第一、第二、第三及第四心音的产生机制及听诊特点;三是心音变化,即第一心音、第二心音的增强,减弱及分裂;四是额外心音,主要对舒张期奔马律、二尖瓣开瓣音、心包叩击音肿瘤扑落音及喀喇音等的发生机制,听诊特点作了详细描述;五是心脏杂音,首先介绍了产生心脏杂音的机制,心音图及心脏听诊技巧,然后对各个听诊区的收缩期及舒张期杂音的形成机制,听诊特点及临床意义作了分述。最后部分为听诊测试,帮助总结学习效果。读者对象:适合医、护、药院校学生使用,并可作为相关课程教师的演示资料,相关医师职称晋升的参考资料,以及各级医生培训、自学提高心脏听诊基本功的参考教材。

图书在版编目(CIP)数据

　　心脏听诊:听得清、看得见的多媒体教程/张水旺主编. -- 北京 : 金盾出版社,2012.12
　　ISBN 978-7-5082-7926-8

　　Ⅰ.①心… Ⅱ.①张… Ⅲ.①心脏病—听诊—教材 Ⅳ.①R540.4

中国版本图书馆 CIP 数据核字(2012)第 230921 号

金盾出版社出版、总发行

北京太平路 5 号(地铁万寿路站往南)
邮政编码:100036 电话:68214039 83219215
传真:68276683 网址:www.jdcbs.cn
封面印刷:北京印刷一厂
正文印刷:北京燕华印刷厂
装订:北京燕华印刷厂
各地新华书店经销
开本:850×1168 1/32 印张:3 字数:30 千字
2012 年 12 月第 1 版第 1 次印刷
印数:1~6 000 册 定价:98.00 元

序

尽管医学影像技术的发展日新月异，但万万不可忽视临床医生的基本功。1985年第一次走出国门去美国做访问学者，震动最大，至今记忆犹新的是在医学生教材上看到的"五指"图示，拇指为问诊，之后手指顺序依次为物理诊断（望，触，叩，听），常规的、价格低廉的实验室检查（心电图，X线胸片，血、尿、便常规），无创评估技术（超声心动图，运动心电图，动态心电图等），最后才是CT，磁共振和有创的冠状动脉造影。

在科学主义、技术至上和趋利性医疗模式的误导和诱惑下，目前临床上出现的重经济效益好的现代影像技术，忽视临床基本功的不良倾向相当严重，甚至有人公开讲"冠状动脉造影是日光灯，望触叩听是煤油灯，要光明，不要黑暗"，荒谬至极。

我在长城会上强烈呼吁高举公益、预防、规范和创新的四面旗帜，推动医学三个回归，即回归人文、回归临床和回归基本功。

忽视基本功，导致临床医生见病变，不见患病的人，导致过度医疗，浪费医疗卫生资源，成为看病贵的根源。忽视基本功不可能培养出合格的会看病的临床医生，医患关系就不可能和谐。

听诊是临床基本功的基本内容之一,无论在什么临床科室工作,听诊器是每个医生时常带在身边的临床工具,心脏听诊是听诊的重点,也是难点。

张水旺先生数十年来献身于我国医学教育事业,自强不息,锲而不舍,一直致力于心脏听诊的研究和实践,注意认真吸取国内外心脏听诊教学的经验,使用现代技术开发出系统的心脏听诊多媒体教材,我亲自试听,质量很好,不失真。当下医学生很难直接在患者身上进行听诊实习,因此这套心脏听诊的多媒体教材尤其必需和珍贵。对这次医改中特别重视的全科医师培养也有十分重要的意义。

我对张水旺先生的敬业精神和他为我国医学教育付出的心血表示深深的敬意。也愿意把这一医学教育的优秀成果推荐给广大师生们,发挥其作用。我本人也将在自己参与的医学教育、走西部下农村和进基层的志愿者活动中,将其作为培养广大基层医生的工具,为留下不走的医疗队奋斗不息。

国际欧亚科学院院士
中华医学会心血管病分会主任委员 　　　胡大一

前　　言

　　心脏听诊有极大的临床实用价值。对于一名医护人员,熟悉并掌握心脏听诊是一项十分重要的技能,但要熟练掌握心脏听诊却并非易事。过去,人们学习心脏听诊,除了在心脏病患者身上"实践"外,主要靠老师的"言传声教"。现在,录音及播放设备的普及使人们可以通过录音带学习心脏听诊,由于新的存储介质的出现,为通过音频传播并学习心脏听诊创造了条件。但是,仅仅通过录音学习心脏听诊,十分抽象,是"仅闻其声,不见其影",好比在听电台广播。心音图可以直观地反映心脏在周期活动中出现的声响特点,但也只能从平面的角度去认识心音或心脏杂音,如同观察连环画,或者无声电影,并无时空概念。随着多媒体技术的发展,有可能采用这些新的技术和方法,对心脏心音及杂音进行处理,促进这一技术的学习与传播。

　　本教程就是借鉴目前在多媒体技术上的进步,应用音频及视频技术,对心音及心脏杂音从一个全新的角度来描述。首先,根据已经采集的心音及杂音(音频资料),获取其播放时的心音图(视频资料),再将相应的心电图与前二者组合,这就形成三维(音频、视频及心电图)一体的新的多媒体资料。课件运行时,不仅可以听到清晰的心音、额外心音及杂音,而且可以看见心音图,直观分析心音及杂音的时相关系,这样就解决了教学与学习心脏听诊的时空概念,有助于心脏听诊技术的学习与掌握。

这一教材是心脏听诊教学及学习方法上的创新,必然会推动心脏听诊技术的普及与推广。

本教程编写过程中,得到王陆建、李茹香、陈还珍、王凤芝等教授以及明楠楠、魏健康、兰晓丽、何刘平、赵新法、马少俊、苏永乐、张琳娜、曹慧丽、秦玉立等同道的支持,在此一并感谢。

作　者

目　　录

一、总　论

（一）背　景

1. 临床实践中，听诊检查是一项方便实用的检查方法。尽管目前有许多先进的检查技术和设备，为疾病的诊断提供了更多的可靠方法，但有些检查技术，或因设备昂贵一般单位无法配备（如超声心动图），或因场所等条件限制（如现场抢救）有些器械或设备无法采用。但听诊检查则可随时用以检查胸腹部脏器的病变。其中，心脏听诊是心脏物理诊断中最重要的检查手段之一，但也是较难掌握的心脏检查方法。如能熟练掌握心脏听诊技巧，则通过听诊可方便地获得心率、心脏搏动节律、心音特点，以及有无病理性杂音等信息，为心血管疾病的诊断及治疗提供必要的证据。

近年发表在《Current Problems in Cardiology》上的一篇文章"Cardiac Auscultation：Rediscovering the Lost Art"中的一幅漫画，十分耐人寻味（图1-1）。随着科学技术的进步，检查方法与检查手段日新月异，但最基本的物理检查方法在临床实际工作中仍是不可忽略的技能。近年来，由于一些临床工作者盲目依靠器械检查诊断疾病，基本功缺失,不但增加了患者的经济负担,甚至延误了病情。现在,一些有识之士,提出回归基本功的呼声,有其现实意义。

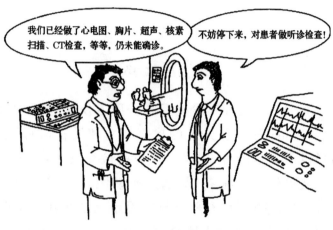

图 1-1　听诊不可替代

　　2. 心音及杂音是诊断心血管疾患的重要依据。一个熟练的心脏科医生,在听诊时,他会一方面仔细分析耳朵听到的心音及杂音等特点,同时脑子时刻在考虑心脏此时处在一个心动周期的哪个阶段,哪个瓣膜开放,哪个瓣膜已经关闭,血液在沿哪个方向流动等。

　　对于初学者,要想熟练掌握心脏听诊技术,必须首先了解心动周期,心脏在一个心动周期中是如何工作的,才能准确判断心脏听诊时所发现的情况,并得出可靠的听诊结论。

　　3. 心脏舒张时内压降低,腔静脉血液回流入心,心脏收缩时内压升高,将血液泵到动脉。心脏每收缩和舒张一次,就构成一个心动周期。

一个心动周期中首先是两个心房收缩。心房开始舒张后两心室收缩,而左心室的收缩略先于右心室。在心室舒张的后期心房又开始收缩。如以成年人平均心率75次/分钟计:

每一心动周期平均为 0.8 秒钟。

心房收缩期平均为 0.11 秒钟。

舒张期平均为 0.69 秒钟。

心室收缩期平均为 0.27 秒钟。

舒张期平均为 0.53 秒钟。

4.心室的收缩是推动血流的主要力量,临床上常以心室舒缩的起止作为心动周期的标志,把心室的收缩期叫做收缩期,心室的舒张期叫做舒张期。

心脏泵血的周期性导致下列各种变化呈周期改变:

心内压与血管内压,心房与心室的容积、心内瓣膜的开闭、血流速度等周期变化。这些变化驱使血液在血管内沿着一定的方向流动。

在心动周期中还伴有心电、心音、动静脉搏动等周期变化。它们反映着心脏的功能状态。

心动周期各时相心室内压、心室容积、血流与瓣膜活动的变化,如以心室的舒缩活动为中心,整个心动周期按7个时相顺序进行活动。

（二）心动周期

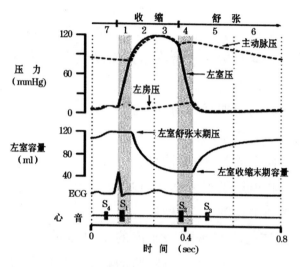

图 1-2　心动周期

1. 等容收缩期　相当于心电图 R 波顶峰时心室开始收缩。心室肌的强有力的收缩使心室内压急剧升高。当超过心房内压时，左右心室内血液即分别推动左右房室瓣使其关闭。由于乳头肌与腱索拉紧房室瓣，阻止其向上翻入心房，再加房室交界处环行肌收缩，缩小房室交界处的口径，两者都可避免心室血液倒流入心房。这时室内压急剧上升，但在未超过主动脉压和肺动脉压时，半月瓣仍处于关闭状态。在这段短时间内，房室瓣与半月瓣均关闭，心室肌张力增高，而心室容积不变，故称等容收缩期（图 1-3）。

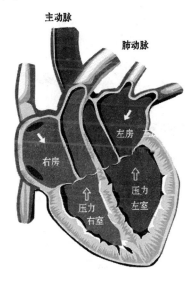

图 1-3　等容收缩期

　　2. 快速射血期　心室肌继续收缩，张力增高，心室内
压急剧上升，很快超过主动脉压和肺动脉压，两侧半月瓣
被冲开，血液射入主动脉和肺动脉并很快达到最大速率。
快速射血期末心室压力达到顶峰。此期平均历时 0.09
秒钟，约占心缩期的 1/3 时间，而射出的血量占每搏输出
量的 80%～85%（图 1-4）。

　　3. 减慢射血期　此期中，心室收缩力量和室内压开
始减小，射血速度减慢。血液得以继续从心室射出，历时
平均 0.13 秒钟（图 1-5）。

主动脉

肺动脉

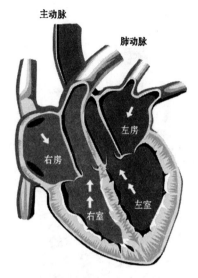

左房

右房

右室

左室

图 1-4　快速射血期

主动脉

肺动脉

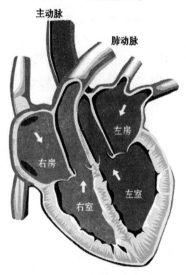

左房

右房

右室

左室

图 1-5　减慢射血期

上述三期构成收缩期。

4. 等容舒张期　半月瓣关闭时心室内压仍然高于心房内压,房室瓣仍然关闭。当心室内压继续下降到低于心房内压时,房室瓣才开放。从半月瓣关闭到房室瓣开放这段短促时间内,心室内压迅速下降,而心室容积基本保持不变,称为等容舒张期,历时约为 0.08 秒钟。

有人认为还有舒张前期,即心室开始舒张,射血停止,此时两侧半月瓣迅速关闭,阻止血液倒流入心室。从心室舒张开始到半月瓣关闭这一段时间,有时称为舒张前期,历时约 0.04 秒钟(图 1-6)。

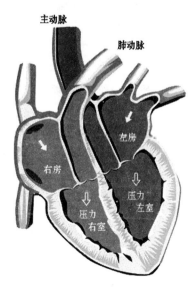

图 1-6　等容舒张期

5. 快速充盈期 房室瓣开放后心室容积迅速扩大，这时心室内压更低于心房内压，积聚在心房和大静脉的血液乃迅速冲进心室，历时约为 0.11 秒钟（图 1-7）。

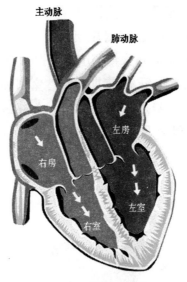

图 1-7 快速充盈期

6. 减慢充盈期 随着心室血液的快速充盈，静脉内血液经心房回流入心室的速度逐渐减慢，房-室间压差减小，而心室容积进一步增大。历时约为 0.19 秒钟（图 1-8）。

7. 心房收缩期 在心室舒张期末，心房开始收缩，心房内压升高将残留的血液射入心室。心房的舒张使房内压降低，这有助于房室瓣的关闭。至下一次等容收缩开始时，即完成一个心动周期（图 1-9）。

主动脉

肺动脉

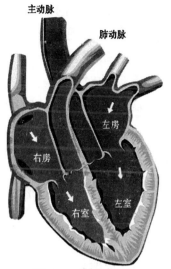

左房

右房

右室

左室

图 1-8　减慢充盈期

主动脉

肺动脉

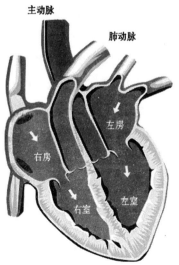

左房

右房

右室

左室

图 1-9　心房收缩期

8. 熟练掌握心动周期概念的意义

(1)准确确定各个心音出现的时间。

(2)确定收缩期与舒张期。

(3)确定附加音出现的时间。

(4)确定杂音出现的时间及持续时间。

(三)听诊器

1. 听诊器的历史 作为心脏听诊的主要工具,就是听诊器。

最早的心脏听诊方法,并无现在流行的听诊器,而是用医生的耳贴在患者的心前区直接听诊。即使在现代社会,在特殊情况下,如在医院外心肺复苏抢救现场,急需判断心脏有无搏动,手头又无听诊器可用时,这一方法仍可使用。显然,这样相当不方便,其应用自然受到一定的限制。1816年,法国医生雷奈克去探视一位年轻的女心脏病患者时,由于她体形肥胖,以手叩诊或触诊又不易获得有无心脏病的相关信息,而将耳附于女性患者胸部听诊又不被风俗允许,雷奈克忽然想到少年时用木杆传递声音的游戏。灵机一动,立刻用纸卷成圆筒,纸筒的一端置于心前区,在另一端听到了清晰的心脏搏动的声音。于是,听诊器诞生了! 早期的听诊器呈喇叭状。有些地方的妇产科的产房仍在使用类似的听诊器听诊胎心。

雷奈克(法语:René-Théophile—Hyacinthe Laennec,1781年2月17日—1826年8月13日)在回忆录中这样

写道:"1816年我去探视一位年轻的女患者,她正因心脏病的症状而受苦。由于她体形肥胖,以手叩诊或触诊又起不了多大作用,而附耳于其胸口做诊断又不被风俗允许,我忽然想到少年时用木杆传递声音的游戏。我的意思是,音响学里指出,声音透过某些固体的传递可以达到放大的效果。灵光一现之后,我立刻用纸卷成圆筒,结果一点也不意外,我听到心脏运动的声音,比我以前任何一次直接附耳于患者胸口来得更清晰。从那一刻,我思索着,这是一个好办法,除了心脏以外,胸腔内器官运动所产生的声音,应该也可以使我们更确认其特性……"(图1-10)。

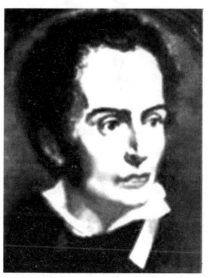

图1-10　雷奈克

2. 听诊器的种类　目前,市面上有售及临床应用的听诊器主要有下列类型:

(1)膜型听诊器:最为流行,携带方便。但对胸壁凹凸不平的消瘦患者,胸件不易与胸壁密切接触而影响听诊。市面上有些产品胸件上薄膜的质量差极易破损,硬件内壁光洁度较差(图 1-11)。

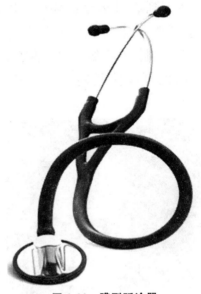

图 1-11　膜型听诊器

(2)钟型听诊器:适合低调杂音及附加音的听诊(图 1-12)。

(3)膜型钟型二合一听诊器:可兼顾上述两种类型的优点,但重量较重。有的造型欠佳;有的转换接口质量欠佳,极易磨损,密封性差,影响听诊质量(图 1-13)。

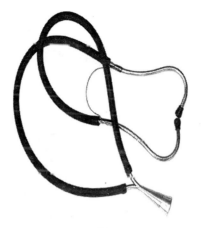

图 1-12　钟型听诊器

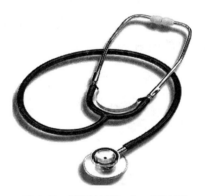

图 1-13　膜型钟型二合一听诊器

（4）录音听诊器：近来有一款带有录音功能的听诊器，对心音及杂音有一定放大作用，同时可以记录供事后分析研究，适合于教学部门使用（图 1-14）。

（5）心电图显示听诊器：不久前，有一种可以显示心

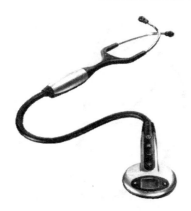

图 1-14　录音听诊器

电图的听诊器问世,其上附有电极,可以同时提供实时心电图及心音两种信息,对于准确判断心脏收缩期及舒张期,以及杂音出现的时相及持续时间有帮助(图 1-15)。

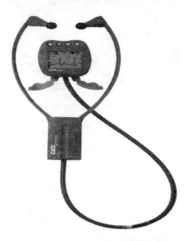

图 1-15　心电图显示听诊器

3. 听诊器使用方法 膜型胸件适合于高调心音及杂音的听诊（如收缩期吹风样杂音）。钟型胸件适合于低调心音及杂音的听诊（如第四心音，二尖瓣狭窄时的舒张期隆隆样杂音）。胸件施压强度要适当，如果胸件施压太大，除了患者感到不适外，可使部分构成心音或杂音的成分衰减，音调发生变化。听诊部位要准确，并注意听诊杂音最响部位有无杂音向周围传导。

（四）听诊方法

1. 心脏听诊的环境 为了能准确获取心音资料，要求做到：

安静舒适的环境：室内温度应适中。室温太高，患者皮肤多汗、湿润，不利于听诊；室温太低，患者可能因骨骼肌震颤产生噪声，干扰心脏心音及心脏杂音的听诊。室内应保持安静，尽量减少环境噪声的干扰。

舒适的体位：一般情况下，患者应采取坐位或平卧位，要充分暴露听诊部位，不得隔着内衣进行心脏听诊检查。气温较低的环境中听诊时，要注意患者的保暖。必要时，要让患者变动体位，以进一步检查不同体位下杂音性质的变化。有时为了获得理想的听诊效果，有些杂音在身体前倾位，或侧卧位时清晰，有些杂音在患者一定程度活动后，心脏收缩力加强，心输出量增加时杂音才易听及，这要根据患者的身体状态而定。

高质量的听诊器：听诊器的各个部件（胸件、耳件及连

接胶管内面)光洁度要高,连接管不宜太细太长,各个连接点密封性要严密,避免使声音在传导过程中造成不必要的衰减。耳件的弹性要适中,弹性太小,使耳道与耳件间的密闭性降低;弹性太大,较长时间听诊,易致耳部不适。

2. 心脏瓣膜听诊区

心脏瓣膜听诊区:心脏瓣膜开放与关闭时所产生的声音传导至体表听诊时最响亮的部位,瓣膜听诊区与其解剖部位并不完全一致(图 1-16)。

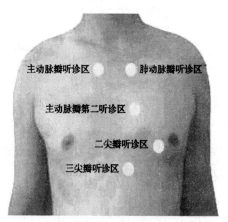

图 1-16　心脏瓣膜听诊区

二尖瓣区:即心尖搏动最强部位,又称心尖区。一般正常人在胸部左侧第五肋间,左锁骨中线内侧。

肺动脉瓣区:在胸骨左缘第二肋间。

主动脉瓣区:在胸骨右缘第二肋间。

主动脉瓣第二听诊区:在胸骨左缘第三肋间。

三尖瓣区:在胸骨下端左缘。

3. 心脏瓣膜听诊顺序　依次为：从心尖区开始，肺动脉瓣区、主动脉瓣区、主动脉瓣第二听诊区和三尖瓣区（图 1-17）。

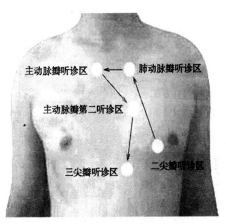

主动脉瓣听诊区　　　　肺动脉瓣听诊区

主动脉瓣第二听诊区

三尖瓣听诊区　　　二尖瓣听诊区

图 1-17　心脏瓣膜听诊顺序

（五）听诊内容

1. 心率　每分钟心搏次数。

正常范围：成人：60～100 次/分钟，女性稍快，老年人偏慢，儿童偏快。

心动过速：成人心率＞100 次/分钟，婴儿大于 150 次/分钟。

心动过缓：心率＜60 次/分钟。

心动过速与过缓均可由多种生理性、病理性或药物性因素引起。

2. 心律　指心脏跳动的节律。正常人心律规整，匀齐。

窦性心律不齐：心律随呼吸改变，吸气时心率增快，呼气时减慢，常见于青少年；老年人常有心动过缓，可同时伴有窦性心律不齐。一般无临床意义。

期前收缩（期外收缩，过早搏动，早搏）：是指在规则心律基础上，突然提前出现一次心跳，其后有一较长间歇。

频发早搏：一般指期前收缩次数≥6 次/分钟。

偶发早搏：一般指期前收缩次数<6 次/分钟。

根据期前收缩发生的来源可分为房性、交界性和室性 3 种，听诊则难以区分，须根据心电图辨认。

期前收缩规律出现，可形成联律。如一次窦性搏动后出现一次期前收缩，连续 3 次或以上时称二联律；每 2 次窦性搏动后出现一次期前收缩，连续 3 次或以上时则称为三联律。

脉搏短绌：心房颤动等时，可出现心律绝对不规则，第一心音强度强弱不等，心率快于脉率的现象。心房颤动常见于二尖瓣狭窄、冠心病、心肌病和甲状腺功能亢进症。

3. 心音　指心脏在机械性舒缩活动时产生的音响。可以将耳朵贴近胸壁直接听及。临床上借助听诊器进行间接听取。正常情况下只能听到第一心音（S_1）及第二心音（S_2），在有的病理情况下可以听到第三心音（S_3）和第四心音（S_4）。

4. 额外心音　正常心音之外听到的短促的附加心音，多数为病理性，大多在舒张期。因为第三及第四心音有时有一定临床意义，也将其归于额外心音。额外心音也可出现在收缩期。额外心音可与原有的第一心音及第二心音构成三音律。少数情况下甚至可出现两个附加心音,则构成四音律。喷射音,喀喇音,二尖瓣开瓣音,心包叩击音等均属额外心音。

这里要特别强调,有时第一心音及第二心音可以出现分裂,此时要注意,不能将第四心音与第一心音相近误为第一心音分裂。不要将第二心音与二尖瓣狭窄时的开瓣音误为第二心音分裂。

具体的听诊特点将在后续部分介绍。

5. 心脏杂音　指在心音与额外心音之外,在心脏收缩或舒张时血液在心脏或血管内产生湍流所致的室壁、瓣膜或血管壁振动、血流异常通路等所产生的异常声音。因心脏血管及瓣膜病变的不同,其杂音出现的部位,杂音的音质音调的特性不同,杂音出现的时相及持续时间也不同,因此,准确判断杂音的上述主要特点,对某些心脏血管疾病的诊断有重要意义。

声音的描述常用以下 3 个指标。

物体振动的频率:物体振动的频率与声音的音调有关,物体振动的频率越快,则音调越高。

物体振动的幅度:物体振动的幅度与声音的响度有关,物体振动的幅度越大,则声音就越响亮。

音色:是声音的特色,不同的物体发出的声音各异,可用音色进行判别。

了解这些有关声音的一般特点,有利于对心音及杂音的深入了解。

二、心 音

心动周期内瓣膜的关闭和心肌舒缩所产生的心壁振动,而形成心音。

一个心动周期中,正常情况下可听到 2 个心音,即第一心音,第二心音。一定状态下可听到 4 个心音,即第一心音(first heart sound,S_1)、第 二 心 音(second heart sound,S_2)、第三心音(third heart sound,S_3)、第四心音(fourth heart sound,S_4)。心音的强弱与心动周期中瓣膜的关闭、心肌舒缩的强度密切相关。

(一)第一心音

出现时间:心室的等容收缩期,即心室收缩的开始,约在心电图 QRS 波群开始后 0.02～0.045 秒钟(图 2-1)。

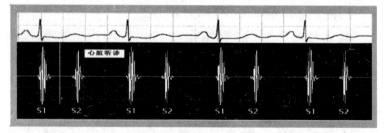

图 2-1 第一心音

组成成分:第一心音(S_1)由 4 个成分组成,第一和第四成分为低频低振幅的振动,第二、三成分为较高频率和振幅的振动。后两成分为第一心音的主要成分,也是人耳可听到的成分。

机制:发生在心脏收缩期,标志心室收缩的开始,音调低,振动频率为 40～60 赫兹,持续时间较长,为 0.14～0.16 秒钟。房室瓣关闭和心室内压上升而引起瓣膜叶片的张力变化是生成第一心音的主要因素。常分裂为两个音(M_1 与 T_1),M_1 与二尖瓣关闭有关,比 T_1 早发生 0.04秒钟;T_1 则与三尖瓣的关闭有关。肺动脉瓣和主动脉瓣开放,从心室射出的血流撞击肺动脉壁与主动脉壁并产生涡流而引起的振动,在正常时不易听到,但在异常情况下可加强。第一心音的响度取决于心室收缩力量和心室收缩开始时的房室瓣位置。心室收缩力越强,第一心音越响;房室瓣张开的程度越大,瓣膜关闭时所造成的振动越大,可使第一心音增强。

听诊特点:音调较低钝,强度较响,历时较长(持续约0.1秒钟),与心尖搏动同时出现。

听诊部位:心尖部最响亮。

影响第一心音强度的主要因素:

心室收缩开始时二尖瓣瓣叶的位置:如二尖瓣狭窄时二尖瓣瓣叶位置较低,因此第一心音明显增强。

左心室内压升高的速度:如剧烈活动时心跳加快,第一心音比平时响亮。

二尖瓣结构的完整性。

听诊器与心脏之间的组织、空气及液体的含量：如肥胖者的心音，听起来会明显低远。

（二）第二心音

出现时间：心室的等容舒张期开始，标志心室舒张的开始，约在心电图 T 波的终末或稍后出现（图 2-2）。

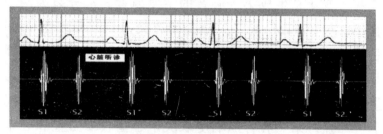

图 2-2　第二心音

组成成分：第二心音（S_2）也由 4 个成分组成。第二成分为较高频率和较高振幅的振动，是第二心音人耳可听到的成分。

机制：　发生在舒张期，标志心室舒张的开始，音调高，振动频率为 60～100 赫兹，持续时间0.08～0.10 秒钟。它因半月瓣迅速关闭，血流冲击使主动脉壁和肺动脉壁根部及心室壁振动所引起；第二心音包括两个成分：第一成分（A_2）由于主动脉瓣关闭所致，第二成分（P_2）由于肺动脉瓣关闭所致。二者的关系随呼吸周期而变化，吸气时胸内负压增大，有较多血液回流入右心,使右心室射血时间稍延长,A_2 与 P_2 间隔加大(0.05 秒钟);呼气时左右心室射血时间的差异减小,A_2 与 P_2 间隔减小(0.02 秒钟)。主动脉压与肺动脉压增高时第二心音增强。

听诊特点:音调较高而脆,强度较第一心音弱,历时较短(约 0.08 秒钟)。

听诊部位:心底部最响亮。

(三)第三心音

第三心音(S_3)为病理性,又称室性奔马律(图 2-3)。

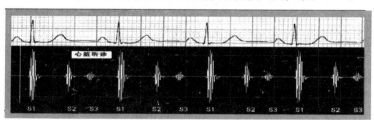

图 2-3 第三心音

出现时间:心室快速充盈期末,于第二心音后 0.12~0.18 秒钟出现,相当于心室快速充盈期。

组成成分:为低频低振幅振动。

机制:正常第三心音为发生在第二心音后约 0.08 秒钟,持续 0.04 秒钟,频率为 20~40 赫兹的微弱声音。它由舒张期血液从心房快速冲入心室时,振动心室壁或牵引腱索与房室环所引起。心室充盈量大或心室扩大时易于产生。第三心音多在青年人,特别是在运动时听到。

听诊特点:音调低钝而重浊,持续时间短(约 0.04 秒钟),强度弱,听起来好似第二心音的回音。最好用钟型听诊器听诊。

听诊部位:由左心病变引起者,患者平卧或左侧卧位时,心尖部以钟型胸件听诊最清楚。由右心病变引起者,在胸骨左下缘听诊最清楚,吸气时增强,随着心功能的改善,第三心音可以消失。

临床意义:正常情况下可在儿童和青少年中,特别是女性青少年中较易听到。如在有心脏病的患者听及第三心音,可能提示有某种程度的心功能异常。

(四)第四心音

第四心音(S₄)又称心房音,病理性第四心音称为房性奔马律(图 2-4)。

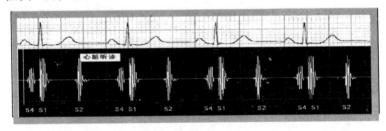

图 2-4 第四心音

出现时间:心室舒张末期,约在第一心音前 0.1 秒钟(收缩期前)出现。即心电图的 R 波之前出现。

组成成分:低频低振幅振动。

机制:与心房收缩使房室瓣及其相关结构(房室瓣装置,包括瓣膜、瓣环、腱索和乳头肌)突然紧张振动有关。

听诊特点:正常情况下人耳不能闻及。在一定病理情况下才可闻及,音调低沉而弱。一般吸气时较为清晰,呼气时可减弱或消失。以钟型胸件听诊效果较好。

听诊部位:左侧卧位,心尖部及其内侧最清楚。

临床意义:经常可以在 40 岁以上者,特别是男性中闻及。如出现第四心音,常提示左室顺应性降低,左室舒张末期压增高,左房可能增大,常见于冠心病,高血压病,主动脉瓣狭窄,肥厚型心肌病。在大部分急性心肌梗死患者可以听到第四心音。

临床工作中正确判断第一、第二心音十分重要,但有时区别二者会遇到困难。对于正常人,第一、第二心音较易辨别。但在心率过快,心律失常,心音性质发生变化时,可能对二者的辨别带来困难。对于有心脏杂音的患者,如果不能准确确定第一、第二心音,自然就无法判断杂音所处的时相,对杂音性质及意义就无法确定,甚至可能得出相反的结论。如有时会将舒张期杂音误为收缩期杂音。临床上经常见到有些初学者,由于心音性质的变化,不能准确判断第一及第二心音,将心尖区隆隆样杂音当做收缩期杂音,误将二尖瓣狭窄诊断为二尖瓣关闭不全,临床上经常出现这一情况。

正常情况下,只能听到第一、第二心音。第三心音可在一些青少年(特别是女性青少年)中闻及,而第四心音一般不易听到,如在 40 岁以上患者出现第四心音,多数有一定病理意义。

临床上听诊时,只有正确判断出第一心音及第二心音的出现时间,才能准确确定收缩期和舒张期,再确定心脏杂音出现的时相,从而明确瓣膜疾病的性质。第一心音及第二心音的鉴别要点如下:

(1)第一心音音调较第二心音低,时限较长,在心尖区最响;第二心音时限较短,在心底部较响亮。

(2)第一心音至第二心音的时间较第二心音至下一心搏第一心音的时间短。

(3)心尖部和颈动脉的向外搏动与第一心音同步。

(4)第一心音和第二心音移动鉴别法(有人称寸移法):一般来说,根据第一心音及第二心音上述特点,在心底部较易于区分第一心音与第二心音。因此,先在心底部仔细听取并确定第一心音与第二心音,然后将听诊器胸件边向心尖区移动,边默诵心音节律(1,2;1,2……),当听诊器胸件移至心尖后,可确定第一心音及第二心音。

在临床上有些情况下,第一心音、第二心音确实比较难鉴别,如心动过速,第一心音及第二心音性质相近时(如钟摆律),以及心音、额外心音及杂音同时存在的情况下。

特别提示:如果第一心音、第二心音的鉴别比较困难,有条件的话,可在心电监测下,或在心电图机描记心电图的同时,一面仔细听心音,一面观察心电图特点,心电图上 QRS 波群出现稍后即是第一心音出现的时间。只有首先确定第一心音及第二心音,才能确定收缩期及舒张期,最后才能确定杂音的时相特点,为临床诊断及治疗提供客观信息。如果不能准确确定第一心音及第二心音的顺序,必然会造成诊断上的错误。

三、心音的变化

（一）概　述

心音可因不同的生理与病理状态发生变化,如心音的增强,减弱或分裂等。

1. 常见引起心音强度改变的因素

胸壁厚度、肺含气量多少:胸壁增厚,胸腔积液,肺气肿等可以使心音强度明显降低,甚至不易闻及。

心室收缩力与心排血量:如心肌梗死时心室收缩力明显降低,心排血量减少,而使心音低钝。如剧烈活动时,心率加快,心室收缩力增强,心排血量增加,因此心音增强。

瓣膜:瓣膜位置的高低,及活动性,周围组织的碰击等(人工瓣与瓣环或支架的碰撞)。

2. 心音性质改变

"单音律":严重心肌病变时,S_1 明显减弱,S_2 也减弱。

"钟摆律"或"胎心律":心率增快,收缩期与舒张期时限几乎相等,S_1 和 S_2 听起来类似钟摆声或胎儿的心跳。提示病情严重,如大面积急性心肌梗死和重症心肌炎等。

3. 心音分裂　正常情况下,形成 S_1 的主要成分二尖瓣的关闭要略先于三尖瓣的关闭,三尖瓣较二尖瓣延迟关闭0.02～0.03秒钟,如果三尖瓣关闭时间进一步延迟,则会出现 S_1 分裂。形成 S_2 的主动脉瓣的关闭要稍先于肺动脉瓣的关闭,肺动脉瓣迟于主动脉瓣约0.03秒钟,上述时间差并不能被人耳分辨。如果肺动脉瓣关闭进一步延迟达到一定程度时,则出现 S_2 分裂。如果肺动脉瓣关闭在先,而主动脉瓣关闭延迟,且在肺动脉瓣关闭之后才关闭(如左束支传导阻滞时),构成 S_2 两个主要成分之间的间距延长达到一定程度时,则也可导致听诊时闻及其分裂的现象。

(二)第一心音的变化

1. S_1 增强

二尖瓣狭窄:由于心室充盈减少、减慢,心室开始收缩时二尖瓣位置低垂,心室充盈减少,心室收缩时间缩短,左室内压上升加速,造成瓣膜关闭振动幅度大, S_1 亢进。

心动过速及心肌收缩力增强:高热、贫血、甲状腺功能亢进症等。

"大炮音":完全性房室传导阻滞时房室分离,心房与心室"各自为政",不再是心房－心室呈顺序收缩舒张,房室的收缩舒张失去同步,此时心音相对低钝。当心房心室的收缩舒张顺序正好处于"正常"状态时,左房收缩,左室舒张末期有较多的血液从左房流入左心室,左室收缩力增强,此时出现 S_1 比较响亮的现象(图3-1)。

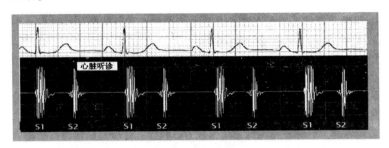

图 3-1　S_1 增强

2. S_1 减弱

二尖瓣关闭不全:左心室舒张期过度充盈(由肺静脉回流的血液及收缩期反流入左房的血液),二尖瓣呈飘浮状,心室收缩前二尖瓣位置较高,关闭时振幅小,故 S_1 减弱。

主动脉瓣关闭不全:心室充盈过度,二尖瓣位置较高。

心肌收缩力减弱:如心肌炎、心肌病,心肌梗死等所致心力衰竭,同时伴 S_2 低钝。

胸壁增厚:肥胖、水肿等致胸壁增厚,心音在传导过程中衰减(图3-2)。

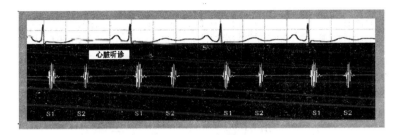

图 3-2　S_1 减弱

3. S_1 强弱不等

心房颤动：心音强弱无一定规律。前后两次心搏相距时间较短时，S_1 减弱，这是因为舒张期短，左室回心血量减少；反之，两次心搏相距时间较长时，则 S_1 增强，这是因为舒张期较长，左室回心血量增多（图 3-3）。

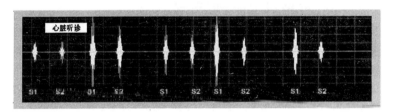

图 3-3　S_1 强弱不等

Ⅱ°文氏型传导阻滞，高度房室传导阻滞及完全性房室传导阻滞：在这些情况下，房室有时处于非同步状态，因此心音低钝；当心房心室舒缩接近正常同步状态时，心房收缩可将血液泵入舒张的心室，舒张期有较多的血液注入心室，心室收缩力较强，因此 S_1 增强或正常。

期前收缩：期前收缩时，除了心律不齐外，也可出现心音强弱不等。当出现期前收缩时，由于上一个心动周期的舒张期缩短，回心血量减少，心室肌收缩减弱，因此 S_1 减弱。期前收缩后的第一个心动周期，由于其前的舒张期相对延长，回心血量有所增加，因此 S_1 增强。如果期前收缩以一定联律出现（如二联律，三联律），则心音强度也呈规律性变化。

4. S_1 分裂

机制：正常情况下，心室开始收缩时，由于左室内压力高于右室，二尖瓣先行关闭，三尖瓣随即关闭，二三尖瓣几乎同时关闭。当左、右心室收缩明显不同步时，致二尖瓣关闭及三尖瓣关闭不同步，当两个成分相距 0.03 秒钟以上时，可出现 S_1 分裂。

听诊部位：心尖或胸骨左下缘可清楚闻及 S_1 分裂。

5. S_1 分裂常见疾病

心电活动延迟：完全性右束支传导阻滞。此时，二尖瓣正常关闭，而右心室因为完全性右束支传导阻滞激动延后，收缩延迟，造成三尖瓣关闭延迟。

机械活动延迟：右心衰竭、先天性三尖瓣下移畸形、二尖瓣狭窄或心房黏液瘤等，由于三尖瓣较二尖瓣延迟关闭以致第一心音分裂（图3-4）。

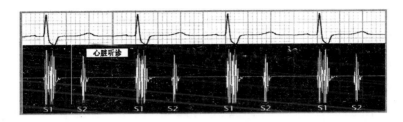

图 3-4　S_1 分裂

（三）第二心音的变化

S_2 强度的改变：正如前述，S_2 主要成分为主动脉瓣成分（A_2）和肺动脉瓣成分（P_2）。S_2 是在左右心室舒张时主动脉瓣和肺动脉瓣先后依次关闭所产生，因此，体循环及肺循环阻力的大小，主肺动脉内压的高低，半月瓣的解剖特点及完整性是影响 S_2 的主要因素。A_2 在主动脉瓣区听诊最清晰，而 P_2 则在肺动脉瓣区最清楚。

1. S_2 增强

A_2 增强：体循环阻力增高或血流量增多时，主动脉压增高，主动脉瓣关闭有力，振动幅度增大，A_2 响度增强。A_2 向心尖及肺动脉瓣区传导。A_2 增强可见于高血压、主动脉粥样硬化。如果 A_2 增强，P_2 未显著增强，则以 $A_2 > P_2$ 表示。

P_2 增强：肺循环阻力增高或血流量增多时，肺动脉压力增高，P_2 亢进，向主动脉瓣区和胸骨左缘第三肋间传导,但不向心尖传导。若 A_2 正常,而 P_2 增强,则描述为 $P_2 > A_2$。P_2 增强常见于肺心病、左向右分流的先天性心脏病(房间隔缺损等)及左心衰竭所致的肺动脉压升高等。肺动脉压增高时,不仅造成 P_2 亢进,往往也常伴有肺动脉瓣关闭延迟,出现 P_2 分裂(图 3-5)。

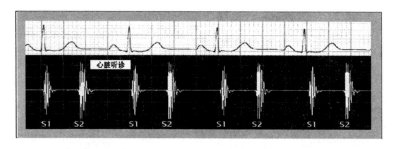

图 3-5　S_2 增强

2. S_2 减弱

机制:体循环或肺循环阻力降低、压力降低或血流量减少时,主动脉瓣或肺动脉瓣关闭时振动的振幅降低,导致第二心音的 A_2 或 P_2 减弱。

常见疾病:可见于低血压,休克状态。同时伴有 S_1 的低钝。

主动脉瓣狭窄和(或)关闭不全时,主动脉瓣瓣膜的活动度降低,半月瓣关闭迟缓,振动振幅降低,A_2 减弱,且常被杂音掩盖而不易闻及。

同样,肺动脉瓣狭窄和(或)关闭不全时,则会出现

P$_2$ 减弱(图 3-6)。

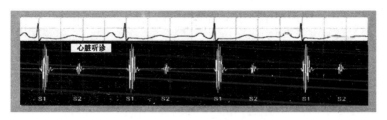

图 3-6　S$_2$ 减弱

3. S$_2$ 分裂　S$_2$ 分裂是心脏听诊时经常遇到的心音异常,而且 S$_2$ 分裂常有一定的临床意义。根据 S$_2$ 分裂,常有助于尽早判断疾病的特点,如肺动脉瓣区若有响亮的收缩期杂音,伴有固定的 S$_2$ 分裂亢进,常提示肺动脉压增高,如房间隔缺损。如果心尖区听到明显的 S$_2$ 分裂,要注意有无完全性右束支传导阻滞的可能。如果听诊时注意到有 S$_2$ 的逆分裂,则患者可能有完全性左束支传导阻滞。

另一方面,还应注意 S$_2$ 要与舒张早期的其他附加音相鉴别,如二尖瓣狭窄时的开瓣音,心包叩击音。因后者与 S$_2$ 的时间较近,经常有人误认为是 S$_2$ 分裂。

(1)S$_2$ 生理性分裂:正常情况下,深吸气末胸腔负压增加,右心回心血流增加,右心室排血时间延长,左、右心室舒张不同步扩大,肺动脉瓣关闭稍有延迟,可明显闻及 S$_2$ 分裂(图 3-7-1)。但在呼气时,左、右心室舒张不同步减轻,S$_2$ 分裂变得模糊甚至消失,这一现象常见于无心脏异常的青少年(图 3-7-2)。

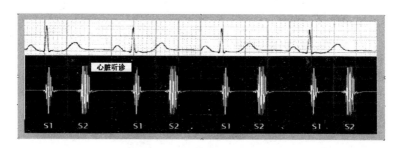

图 3-7-1　吸气时 S_2 分裂

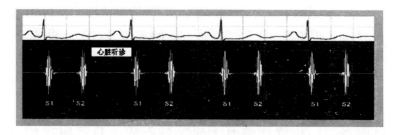

图 3-7-2　呼气时 S_2 正常

（2）S_2 通常分裂：常见疾病：右室排血时间延长，肺动脉瓣关闭明显延迟（完全性右束支传导阻滞、肺动脉瓣狭窄、二尖瓣狭窄等）。

左室射血时间缩短，主动脉瓣关闭时间提前（二尖瓣关闭不全、室间隔缺损等）（图 3-8）。

（3）S_2 固定分裂：S_2 固定分裂指 S_2 分裂不受吸气及呼气的影响，S_2 分裂的两个成分时间较固定。

房间隔缺损时，左房向右房的血液分流，右心血流增加，排血延长，肺动脉瓣关闭明显延迟；当吸气时，

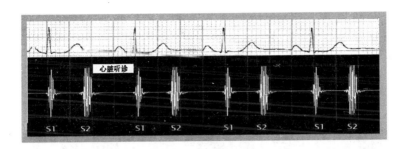

图 3-8　S₂ 通常分裂

回心血流增加,但右房压力暂时性增高,左向右分流稍减,抵消了吸气导致的右心血流增加的改变,因此其 S_2 分裂的时距较固定(图 3-9)。

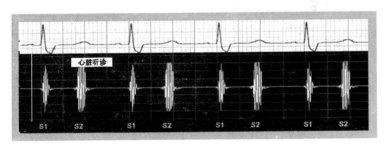

图 3-9　S₂ 固定分裂

（4）S_2 宽分裂:在上述介绍的 3 种情况下的 S_2 分裂中,有时 S_2 分裂明显,有时比较模糊,如注意力不够集中时,可能忽略不被发现。但有些情况下,S_2 分裂恒定,且 S_2 的两个成分(A_2,P_2)相距时间较长,S_2 分裂的两个成分始终清晰可闻,有人将此称作宽分裂,本质上就是固定分裂,只不过 S_2 的分裂更加清晰而已。

在此情况下,因为 S_2 分裂的两个成分清楚可辨,临床上要注意 S_2 的宽分裂要与 S_3、开瓣音及心包叩击音相鉴别(图 3-10)。

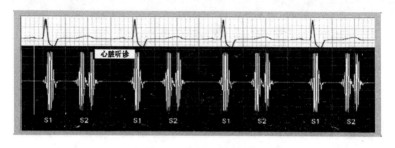

图 3-10　S_2 宽分裂

(5)S_2 反常分裂(S_2 逆分裂):正常情况下,主动脉瓣先关闭,肺动脉瓣后关闭,此时有人耳不能觉察的第二心音分裂。吸气时分裂更加明显,有时人耳可闻及。

某些病理状态下,可出现与正常相反的现象。此时,出现肺动脉瓣先关闭,而主动脉瓣后关闭。临床上将呼气时可闻及第二心音分裂的现象称作反常分裂(又称逆分裂)(图 3-11,图 3-12)。

机制:左心排血时间延长,主动脉瓣关闭延迟。

常见疾病:完全性左束支传导阻滞,右心室起搏,主动脉瓣狭窄或重度高血压。

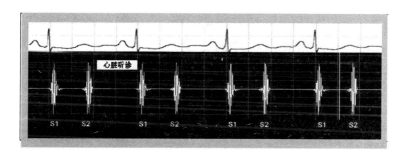

图 3-11　吸气时无 S_2 分裂

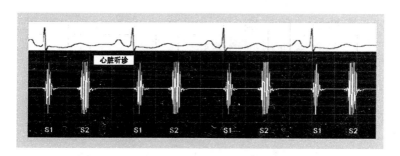

图 3-12　呼气时 S_2 分裂

附 1　第二心音分裂的原因

肺动脉瓣关闭延迟

　　右心室电活动延迟

　　　完全右束支传导阻滞

　　　左心室起搏

　　　左心室异位搏动

　　右心室机械收缩延长

急性大面积肺栓塞

肺动脉高压伴右心衰

肺动脉口狭窄伴完整室间隔

肺动脉血管床阻抗降低

房间隔缺损

原发性肺动脉扩张

肺动脉口狭窄

房间隔缺损术后

主动脉关闭提前

左心室机械收缩缩短

二尖瓣反流

室间隔缺损

附2 第二心音逆分裂的原因

主动脉瓣关闭延迟

左心室电活动延迟

完全性左束支传导阻滞

右心室起搏

右心室异位心搏

左心室机械收缩延长

完全性左束支传导阻滞

左室流出道梗阻

高血压

冠心病

体循环血管床阻抗降低

主动脉瓣狭窄或关闭不全伴主动脉扩张

动脉导管未闭

肺动脉瓣关闭过早

右心室电活动过早

B 型预激综合征

四、额外心音

（一）概　述

1. 额外心音　是指正常心音（S_1，S_2）以外听到的持续时间短促的附加心音，多数为病理性，大多在舒张期。也可出现在收缩期。额外心音可与原有的心音S_1、S_2构成三音律。少数可出现两个附加心音，则构成四音律。

2. S_2分裂与舒张期额外心音的鉴别要点　①S_2分裂的两个成分相距时间较短，而出现舒张期附加音，如开瓣音等，距S_2时间较长。②二者在音调及音色上不同，S_2分裂时，分裂的两个成分性质相同，而S_2后的额外音，如开瓣音，音调可能较高，且清脆、响亮。③听诊时心音分裂与额外心音最响亮的部位不同。④疾病基础不同，结合病史及其他临床表现，有助于二者的鉴别。

3. 奔马律　在第二心音之后出现的响亮额外心音，当心率加快时与原有的S_1、S_2组成类似马奔跑时的马蹄声，称为奔马律。奔马律是心肌严重损害的体征。

（二）舒张期额外心音

1. 舒张早期奔马律　又称病理性 S_3、S_3 奔马律、室性奔马律（图 4-1）。

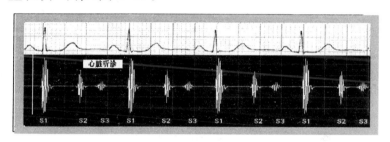

图 4-1　舒张早期奔马律

机制：由于心室舒张期负荷过重，心肌张力减低与顺应性减退，以致心室舒张，血液流入心室时引起室壁振动。舒张早期奔马律的出现，提示有严重器质性心脏病。

分类：左室奔马律与右室奔马律，以左室占多数。

听诊部位：左室奔马律在心尖区或其内侧，右室奔马律则在剑突下或胸骨右缘第五肋间。

听诊特点：音调低，强度弱，出现在 S_2 之后。S_2 与 S_3 间的时间与 S_1 至 S_2 的间距相仿。此时，S_1、S_2、S_3 3 个心音依次出现，S_3 酷似 S_2 的回音。

临床意义：舒张早期奔马律常见于心力衰竭、急性心肌梗死、重症心肌炎与心肌病等心功能不全患者。

生理性 S_3 见于健康人,尤其是儿童和青少年。

2. 舒张晚期奔马律　又称病理性 S_4、心房音、收缩期前奔马律或房性奔马律(图 4-2)。

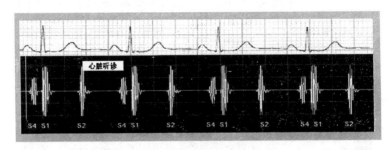

图 4-2　舒张晚期奔马律

机制:由于心室舒张末期压力增高或顺应性减退,心房为克服心室的充盈阻力而加强收缩所致。

听诊特点:音调低沉,强度较弱。

听诊部位:心尖部稍内侧最清楚。于 S_1 前 0.1 秒钟出现。

临床意义:多见于阻力负荷过重引起心室肥厚的心脏病,如高血压、肥厚型心肌病、主动脉瓣狭窄和冠心病等。

3. 重叠型奔马律　是临床上平时所讲的奔马律(图 4-3)。

机制:为舒张早期(S_3)和晚期奔马律(S_4)重叠引起。二者重叠的原因可能是 P-R 间期延长及明显心动过速。

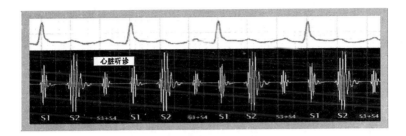

图 4-3 重叠型奔马律

听诊特点:音调低,强度弱,出现在 S_2 之后。3 个心音相隔时间相近。多在心率 $90\sim100$ 次/分钟及以上时出现。当有此额外心音时,听诊起来好似马在奔跑时的声音。

临床意义:常见于严重心力衰竭患者,常提示心功能严重受损。当心力衰竭控制后,心率减慢时,则可以消失。其临床意义远大于 S_4 及 S_3。以前人们称其为患者将要死亡的"丧钟",或者心脏的"呼救声"。

4. 四音律 在一定病理状态下,严重心力衰竭患者可同时出现 S_4、S_3,且并不重叠(图 4-4)。

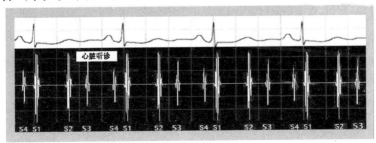

图 4-4 四音律

听诊时可以听到 4 个心音一字排开,即 S_1,S_2,S_3 及 S_4 依次顺序出现,称舒张期四音律。

当心率进一步加快或病情加重时,可转变为重叠型奔马律(三音律)。

临床意义:常见于心肌病,冠心病或严重心力衰竭患者。

5. 二尖瓣开瓣音 又称二尖瓣开放拍击声(图 4-5)。

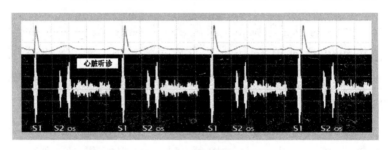

图 4-5 二尖瓣开瓣音

机制:二尖瓣狭窄时,左房内压力升高,舒张早期血液自左房迅速流入左室时,弹性尚好的瓣叶迅速开放后又突然停止,瓣叶振动而引起拍击样声音。

出现时间:出现于心尖内侧 S_2 后 0.04~0.12 秒钟。

听诊特点:音调高(频率=130~150 赫兹),较第二心音略高,历时短促而响亮、清脆,呈拍击样,左侧卧位心尖区最响亮。

临床意义:开瓣音的存在表示二尖瓣瓣叶弹性及活动度良好,临床上常作为二尖瓣分离术适应证的重要参考条件。

听诊注意事项：①二尖瓣开瓣音并不是在所有二尖瓣狭窄患者均可以听及，二尖瓣开瓣音的有无与病情病程有关，而且常易被二尖瓣狭窄时的舒张期隆隆样杂音所掩盖而模糊不清。②二尖瓣开瓣音的响亮程度及音调性质因人而异，可随病情进展而变化。③ 二尖瓣开瓣音应与 S_2 宽分裂等相鉴别。

6. 心包叩击音 见于缩窄性心包炎者（图 4-6）。

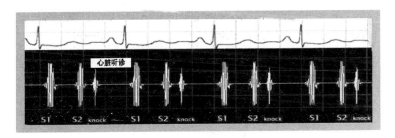

图 4-6 心包叩击音

机制：舒张早期心室急速充盈时，由于心包增厚，阻碍心室舒张以致心室在舒张过程中被迫骤然停止，导致室壁振动而产生的声音。

出现时间：S_2 后 0.1 秒钟出现。中频，较响而短促的额外心音。

听诊部位：心尖部和胸骨下段左缘最易闻及。

7. 肿瘤扑落音 见于心房黏液瘤患者（图 4-7）。

机制：黏液瘤在舒张期随血流进入左室，撞碰房、室壁和瓣膜，瘤蒂柄突然紧张产生振动所致。

出现时间：S_2 后 0.08～0.28 秒钟，出现时间较开瓣

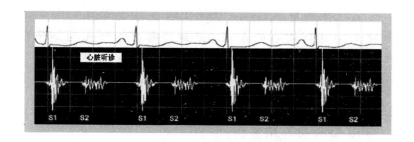

图 4-7　肿瘤扑落音

音稍晚。

听诊部位:心尖或其内侧胸骨左缘第三、四肋间。

听诊特点:与开瓣音声音类似,但音调较低,且随体位改变。

(三)收缩期额外心音

心脏在收缩期出现额外心音,可发生于收缩早、中或晚期,临床意义相对较小。

1. 收缩早期喷射音　又称收缩早期喀喇音。

机制:扩张的肺动脉或主动脉在心室射血时动脉壁振动以及在主、肺动脉阻力增高的情况下,半月瓣瓣叶用力开启或狭窄增厚的瓣叶在开启时突然受限产生振动所致(图 4-8)。

出现时间:S_1 之后 0.05~0.07 秒钟。

听诊特点:高频爆裂样声音,高调、短促而清脆。

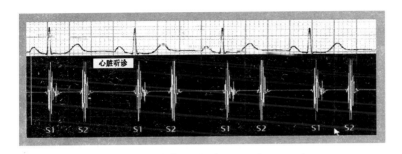

图 4-8　收缩早期喷射音

收缩早期喷射音分类

（1）肺动脉瓣区收缩期喷射音：在肺动脉瓣听诊区最响，吸气时减弱，呼气时增强。以肺动脉瓣狭窄为例，吸气时右室回心血量增多，房内压增高并传递至右心室，然后传递至狭窄的肺动脉瓣表面，使肺动脉瓣位置接近肺动脉干，以致心室收缩时瓣叶开放幅度较小。见于肺动脉高压、原发性肺动脉扩张、轻中度肺动脉瓣狭窄和房间隔缺损、室间隔缺损等疾病（图 4-9，图 4-10）。

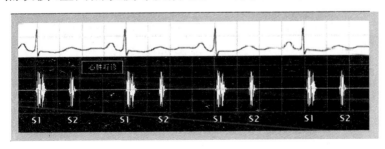

图 4-9　肺动脉瓣区收缩期喷射音（呼气）

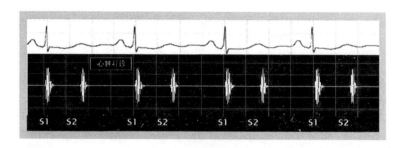

图 4-10　肺动脉瓣区收缩期喷射音(吸气)

(2)主动脉瓣区收缩期喷射音:在主动脉瓣区听诊最响,可向心尖传导,不受呼吸影响。见于高血压、主动脉瘤、主动脉瓣狭窄、主动脉瓣关闭不全与主动脉缩窄等。

2. 收缩中、晚期喀喇音

机制:可由房室瓣,多数为二尖瓣,在收缩中、晚期脱入左房,引起"张帆"样声响,因瓣叶突然紧张或其腱索的突然拉紧所致,临床上称为二尖瓣脱垂。收缩中、晚期喀喇音合并收缩晚期杂音称二尖瓣脱垂综合征。

出现时间:S_1 后 0.08 秒钟者称为收缩中期喀喇音,S_1 后 0.08 秒钟以上者为收缩晚期喀喇音。

听诊部位:心尖区及其稍内侧最清楚,可随体位改变而变化。

听诊特点:高调、短促、清脆,如关门落锁的"KaTa"样声音。由于二尖瓣脱垂可能造成二尖瓣关闭不全,血液由左室反流至左房,因而部分二尖瓣脱垂患者可同时伴有收缩晚期杂音(图 4-11)。

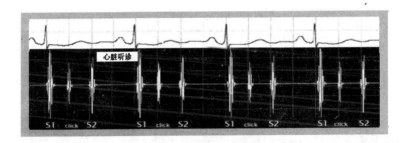

图 4-11　收缩中、晚期喀喇音

特别提示：典型的收缩中期喀喇音见于二尖瓣脱垂患者，大多数可用超声心动图得以证实。超声心动图检查对诊断二尖瓣脱垂具有特别的意义。二维超声心动图胸骨旁长轴切面上可见收缩期二尖瓣前后叶突向左心房，并超过瓣环水平。此外，可见二尖瓣呈明显气球样改变，瓣叶变厚，冗长，瓣环扩大，左心房和左心室扩大，腱索变细延长或断裂。M 型超声可见收缩晚期二尖瓣叶关闭线（CD 段）弓形后移。同时，收缩期瓣叶呈吊床样改变。

3. 医源性额外音　由于心血管病治疗技术的发展，人工器材的置入心脏，可导致额外心音。常见的主要有两种：人工瓣膜音和人工起搏音。

（1）人工瓣膜额外音

机制：置换人工金属瓣后，可产生瓣膜开闭时撞击金属支架所致的喀喇音。

听诊特点：音调高、响亮、短促的金属乐音。

听诊部位：人工二尖瓣关瓣音在心尖部最响，而开瓣音在胸骨左下缘最明显；

人工主动脉瓣开瓣音在心底及心尖部均可听到,而关瓣音则仅在心底部闻及(图 4-12)。

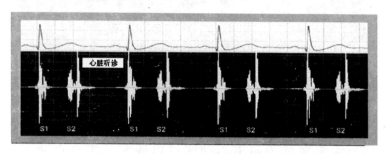

图 4-12　人工瓣膜额外音

(2)人工起搏器额外音:安置起搏器后可出现两种额外音。

1)起搏音

机制:为起搏电极发放的脉冲电流刺激心内膜或心外膜电极附近的神经组织,引起局部肌肉收缩和起搏电极导管在心腔内摆动引起的振动所致。

出现时间:第一心音前 0.08~0.12 秒钟时。

听诊特点:高频、短促、带喀喇音性质。

听诊部位:心尖内侧或胸骨左下缘最清楚。

2)膈肌音

机制:为起搏电极发放的脉冲电流刺激膈肌或膈神经引起膈肌收缩所产生。

出现时间:S_1 之前,伴上腹部肌肉收缩。

五、心脏杂音

（一）概　述

心脏在进行正常的舒缩活动时，由于心肌的收缩舒张及血液在心腔中的流动可产生一定响亮程度的声响，就好比河水在河床中以一定流量及速度流动时可产生流水声一样。但正常情况下，心脏活动时产生的声响比较低弱，一般不易听及。但在一些病理情况下，如某些器质性心脏病时，由于心脏舒缩时血液在心脏及血管内流动时可产生湍流引起心室壁、瓣膜，或血管壁振动而产生异常声音即心脏杂音。临床上可以根据杂音出现的部位、强度、心动周期中出现的时相，杂音的性质等来判断某些心脏疾患。

1. 杂音产生的机制　正常血流呈层流状态，并不发出人耳可闻及的声音。当血流加速、异常血流通道或血管管径异常及血黏度改变时，可使层流转变为湍流或旋涡并冲击心室壁、大血管壁、瓣膜、腱索等而引起振动，在相应部位产生人耳可闻及的杂音。

（1）血流加速：血流速度越快，就越容易产生旋涡，杂音也越响。例如，剧烈运动、严重贫血、高热、甲状腺功能亢进时,血流速度增加,即使没有瓣膜或血管病变,也可产生杂音或使原有杂音增强。房间隔缺损时右房右室血容量增加,肺动脉瓣血流加速,因此可在肺动脉瓣听诊区闻及收缩期杂音(图 5-1)。

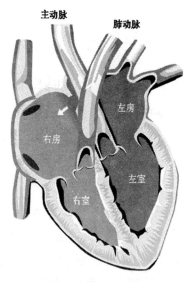

图 5-1　房间隔缺损

　　(2)瓣膜开放口径或大血管通道狭窄:血流通过狭窄部位会产生湍流而形成杂音。二尖瓣狭窄、主动脉瓣狭窄、肺动脉瓣狭窄、先天性主动脉缩窄和肾动脉狭窄等可出现病理性杂音。心腔或大血管扩张可导致瓣口相对性狭窄,血流通过时也可产生旋涡,形成湍流而出现杂音(图 5-2)。

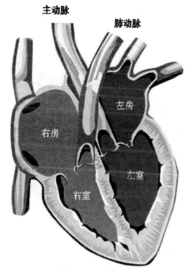

主动脉

肺动脉

左房

右房

左室

右室

图 5-2 二尖瓣狭窄

（3）瓣膜关闭不全：心脏瓣膜由于器质性病变（畸形、粘连或穿孔等）形成的关闭不全或心脏扩大导致的相对性关闭不全，血流经过关闭不全的部位反流产生旋涡而出现杂音。例如，主动脉瓣关闭不全的主动脉瓣区舒张期杂音；扩张型心肌病时，左心室扩大导致二尖瓣相对关闭不全，心尖区出现收缩期杂音（图5-3）。

（4）异常血流通道：在心腔内或大血管间存在异常通道，如室间隔缺损、动脉导管未闭或动、静脉瘘等，血流经过这些异常通道时会形成旋涡而产生杂音（图5-4）。

主动脉　　　　肺动脉

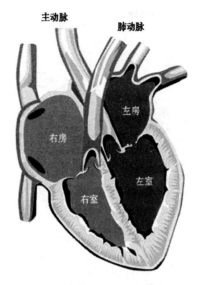

图 5-3　二尖瓣关闭不全

主动脉　　　　肺动脉

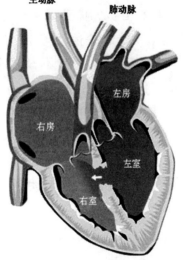

图 5-4　室间隔缺损

（5）心腔异物或异常结构：心室内假腱索，乳头肌或腱索的松弛或者断裂形成的残端等在血流中漂浮，均可扰乱血液层流而出现杂音（图5-5）。

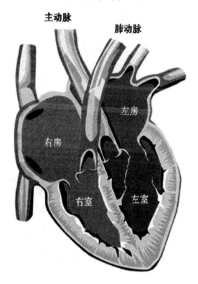

图5-5　腱索松弛、断裂

（6）大血管瘤样扩张：血液流经扩张的动脉，如动脉瘤处时会形成涡流而产生杂音，腹主动脉瘤处常可听到血管杂音（图5-6）。

2. 额外心音与心脏杂音的区别　　二者均为正常心音之外的异常声音，但二者有本质上的不同。

持续时间：额外心音持续时间短暂，犹如交响乐中的打击乐器打击时所产生的声响，清脆短暂，有明显的节奏感。而心脏杂音持续时间长，甚至杂音可占据整

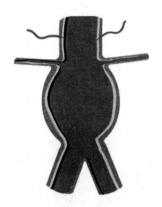

图 5-6　腹主动脉扩张

个心动周期,如动脉导管未闭时的连续性杂音。

组成成分:额外心音的成分比较单一。而杂音中可含有多种音频成分,音调复杂,甚至可呈乐性,其特点好比交响乐中的多种管弦乐器同时演奏所产生的效果。

相互关系:额外心音可单独出现,或与杂音相伴出现。例如,二尖瓣狭窄时,舒张期杂音可与开瓣音同时出现。

3. 心脏杂音的正确评价　要对心脏杂音作出准确的评价,首先必须对杂音的特点进行认真分析,包括心脏杂音的强度,杂音出现的时相,杂音最响亮的部位,杂音传导的方向,杂音与体位、呼吸及运动的关系等。临床上不宜一听到某些杂音就武断地得出某种心脏病的结论。还应注意有无心脏病,心脏外病史及相关症状,体格检查其他体征,如有无颈静脉怒张、有无下肢水肿、有无口唇发绀等。必要时要结合心脏杂音特点,进一步进行相关检查,如超声心动图等检查。图 5-7 是心脏杂音患者的评价流程图,供临床工作中参考。

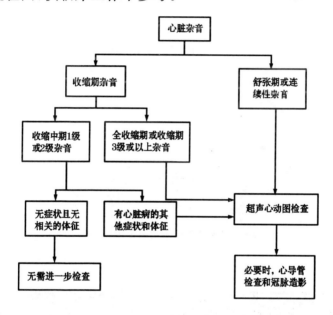

图 5-7　心脏杂音评价流程

4. 杂音的特征与听诊技巧

(1)杂音最响部位:一般认为杂音在某瓣膜听诊区最响则提示该瓣膜有病变。

杂音在心尖部最响,提示二尖瓣病变。

杂音在主动脉瓣区或肺动脉瓣区最响,则分别提示为主动脉瓣或肺动脉瓣病变。

胸骨左缘第三、四肋间闻及响亮而粗糙的收缩期杂音，应考虑室间隔缺损。

（2）杂音传导方向：杂音的传导方向都有一定规律。

二尖瓣关闭不全的杂音向左腋下传导（图5-8，图5-9）。

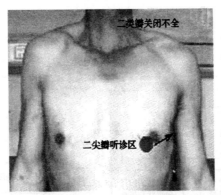

图5-8　二尖瓣关闭不全杂音传导方向

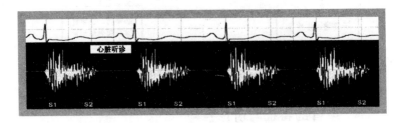

图5-9　二尖瓣关闭不全收缩期杂音

主动脉瓣狭窄的杂音向颈部传导（图5-10，图5-11）。

二尖瓣狭窄的心尖区隆隆样杂音则较局限而不向别处传导（图5-12，图5-13）。

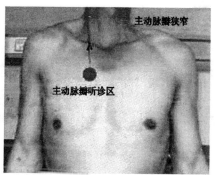

图 5-10 主动脉瓣狭窄杂音传导方向

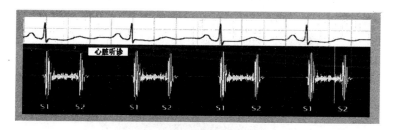

图 5-11 主动脉瓣狭窄收缩期杂音

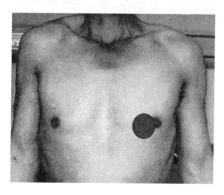

图 5-12 二尖瓣狭窄杂音局限

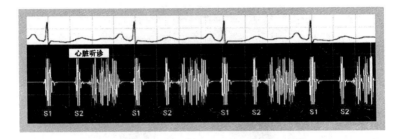

图 5-13　二尖瓣狭窄舒张期杂音

（3）杂音在心动周期中的时段：不同时段的杂音反映不同的病变。

根据杂音在心动周期中出现的时段，可将其分作：

收缩期杂音：（图 5-14）。

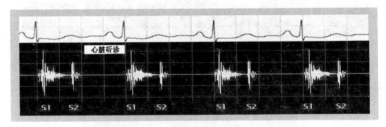

图 5-14　收缩期杂音

舒张期杂音：（图 5-15）。

连续性杂音：（图 5-16）。

双期杂音：收缩期与舒张期均出现杂音，但又不连续（图 5-17）。

根据杂音在收缩期或舒张期出现的早、晚，可进一步分为早期、中期、晚期或全期杂音（图 5-18～图 5-21）。

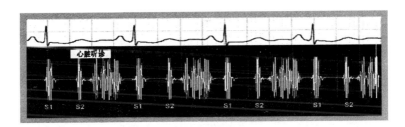

图 5-15 舒张期杂音

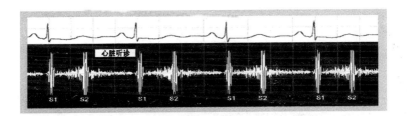

图 5-16 连续性杂音

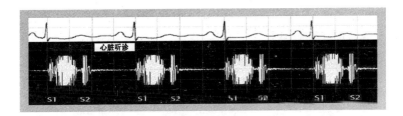

图 5-17 双期杂音

二尖瓣狭窄时,舒张中、晚期出现隆隆样杂音。

二尖瓣关闭不全时,出现全收缩期杂音,甚至可完全掩盖第一心音(图 5-22)。

舒张期杂音和连续性杂音均为病理性器质性杂音,

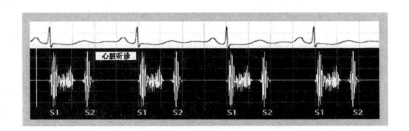

图 5-18　收缩早期杂音

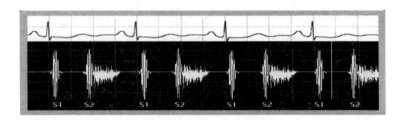

图 5-19　舒张早期杂音

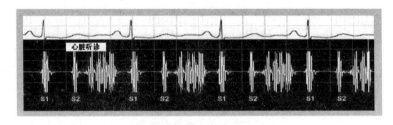

图 5-20　舒张中期杂音

而收缩期杂音则有器质性和功能性两种可能。

　　(4)杂音性质:由于杂音各自有不同频率,其音色与音调也有所不同。

　　音调:柔和或粗糙。功能性者较柔和,器质性杂音较

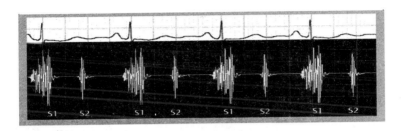

图 5-21 舒张晚期杂音

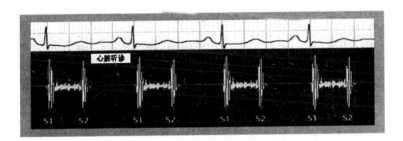

图 5-22 全收缩期杂音

粗糙。

音色:吹风样、隆隆样(雷鸣样)、机器样、喷射样、叹气样、乐音样和鸟鸣样等。

不同音色与音调的杂音,反映不同的病理变化。杂音的频率常与形成杂音的血流速度成正比。临床上可根据杂音的性质,推断不同的病变。

心尖区舒张期隆隆样杂音是二尖瓣狭窄的特征(图5-23)。

心尖区粗糙的全收缩期杂音,常提示二尖瓣关闭不全(图5-24)。

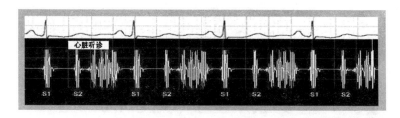

图 5-23　舒张期隆隆样杂音

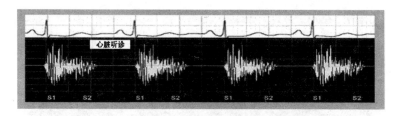

图 5-24　全收缩期杂音

心尖区收缩期柔和而高调的吹风样杂音常为功能性杂音(图 5-25)。

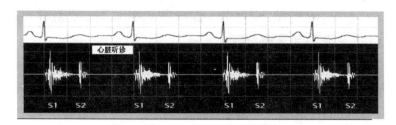

图 5-25　收缩期吹风样杂音

主动脉瓣区舒张期叹气样杂音为主动脉瓣关闭不全(图 5-26)。

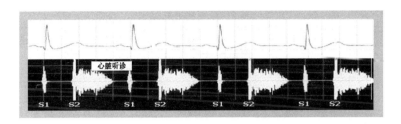

图 5-26　舒张期叹气样杂音

主动脉瓣第二听诊区（胸骨左缘第三、四肋间）粗糙的收缩期杂音提示可能是左室流出道狭窄,如肥厚型心肌病等（图 5-27）。

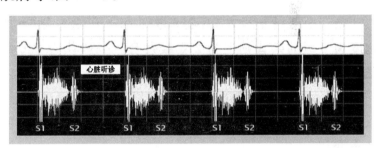

图 5-27　粗糙的收缩期杂音

（5）杂音强度:即杂音的响度及其在心动周期中的变化。强度一般采用 Levine 6 级分级法,主要用于收缩期杂音的分级。对于舒张期杂音的分级有人也用此标准,但亦有人只分为轻、中、重三级。临床上对于舒张期杂音多不进行分级,认为舒张期杂音只要听到就有意义（表 1）。

表1 杂音强度分级

级 别	响 度	听诊特点	震 颤
1	最轻	很弱,须在安静环境下仔细听诊才能听到,易被忽略	无
2	轻度	较易听到,不太响亮	无
3	中度	明显杂音,较响亮	±
4	响亮	杂音响亮	有
5	很响	杂音很强,向四周及背部传导,听诊器离开胸壁不能听到	明显
6	最响	杂音震耳,听诊器离胸壁一定距离也能听到	强烈

杂音分级的记录方法:杂音级别为分子,6为分母;如响度为2级的杂音则记为2/6级杂音。一般认为3/6级或以上的杂音多为器质性病变引起者。

(6)心音图:心脏杂音可用专门记录仪器记录,并可以图形方式表示。杂音越响,其图形波幅越大,并随时间动态变化。

杂音的心音图有5种形态:

递增型杂音:杂音由弱逐渐增强,如二尖瓣狭窄的舒张期隆隆样杂音(图5-28,图5-29)。

递减型杂音:(图5-30)。

递增递减型杂音(菱形杂音):杂音由弱转强,再由强转弱,如主动脉瓣狭窄和肺动脉瓣狭窄的收缩期杂音(图5-31)。

连续型杂音:杂音由收缩期开始,逐渐增强,至高峰

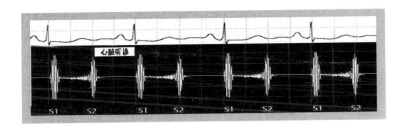

图 5-28　收缩中晚期递增型杂音

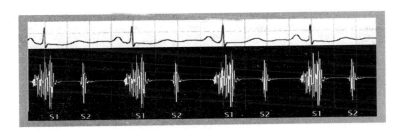

图 5-29　舒张晚期递增型杂音

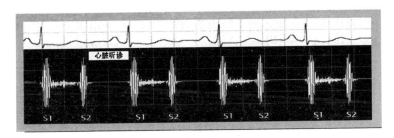

图 5-30　收缩期递减型杂音

处,再逐渐减弱,直到下一心动开始前消失,如动脉导管未闭的连续性杂音(图 5-32)。

一贯型杂音:强度大体保持一致,如二尖瓣关闭不全

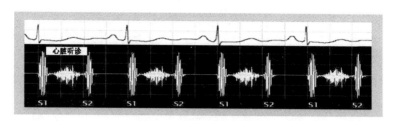

图 5-31　收缩期菱形杂音

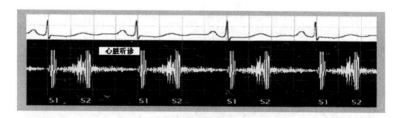

图 5-32　连续性杂音

的收缩期杂音（图 5-33）。

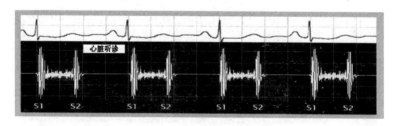

图 5-33　收缩期一贯型杂音

5. 杂音的影响因素

体位改变对杂音的影响

左侧卧位：二尖瓣狭窄的舒张期隆隆样杂音更明显。

前倾坐位：易于闻及主动脉瓣关闭不全的叹气样

杂音。

仰卧位：二尖瓣、三尖瓣与肺动脉瓣关闭不全的杂音更明显。

迅速改变体位，由于血流分布和回心血量的改变也可影响杂音的强度，如从卧位或下蹲位迅速站立，使瞬间回心血量减少，从而使二尖瓣、三尖瓣、主动脉瓣关闭不全及肺动脉瓣狭窄与关闭不全的杂音均减轻，而肥厚型梗阻性心肌病的杂音则增强。

呼吸对杂音的影响

深吸气：胸腔负压增加，回心血量增多，右心相关的杂音增强，如三尖瓣和肺动脉瓣狭窄与关闭不全。

深吸气后紧闭声门并用力作呼气动作（Valsalva动作）：胸腔压力增高，回心血量减少，经瓣膜产生的杂音一般都减轻，而肥厚型梗阻性心肌病的杂音增强。

运动对杂音的影响：心率增快，心搏增强，杂音增强。

6. 杂音的临床意义　杂音的听取对心血管病的诊断与鉴别诊断有重要价值，但杂音并非诊断心脏病的必备条件。有杂音不一定有心脏病，有心脏病也可无杂音。根据产生杂音的部位有无器质性病变可区分为器质性杂音与功能性杂音。

功能性杂音：包括无害性杂音、生理性杂音，以及有临床病理意义的相对性关闭不全或狭窄引起的杂音，这类功能性杂音多见于收缩期。

器质性杂音：由器质性心脏病变，如瓣膜狭窄，关闭不全等时出现的杂音。

病理性杂音:包括有临床病理意义的相对性关闭不全或狭窄(局部无器质性病变)引起的杂音与器质性杂音。

生理性与器质性杂音的鉴别见表2。

表2 收缩期生理性与器质性杂音的鉴别要点

鉴别点	生理性	器质性
年　龄	儿童、青少年多见	不定
部　位	肺动脉瓣区和(或)心尖区	不定
性　质	柔和,吹风样	粗糙,吹风样,常呈高调
持续时间	短促	较长,常为全收缩期
强　度	一般为3/6级以下	常在3/6级以上
震　颤	无	3/6级以上,常伴有
传　导	局限,传导不远	沿血流方向传导较远而广

根据杂音出现在心动周期中的时段与部位,将杂音的特点和意义分述如后。

(二)收缩期杂音

1. 二尖瓣区

二尖瓣区收缩期功能性杂音:(图5-34)。

常见原因:较剧烈运动、发热、贫血、妊娠与甲状腺功能亢进等。

听诊特点:性质柔和、吹风样、强度2/6级,时限短,

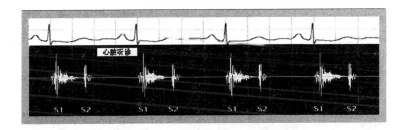

图 5-34　二尖瓣区收缩期功能性杂音

较局限。

二尖瓣区收缩期相对性杂音：(图 5-35)。

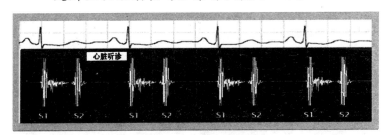

图 5-35　二尖瓣区收缩期相对性杂音

常见疾病：左心增大引起的二尖瓣相对性关闭不全，如高血压病、冠心病、贫血性心脏病和扩张型心肌病等。

听诊特点：性质较粗糙，病情改善(如心衰控制)后杂音可减弱。

二尖瓣区收缩期器质性杂音：(图 5-36)。

常见疾病：风湿性二尖瓣关闭不全、二尖瓣脱垂综合征等。

听诊特点：性质较粗糙，可呈吹风样，响亮高调，强度

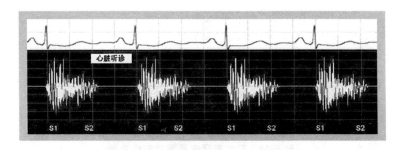

图 5-36　二尖瓣区收缩期器质性杂音

在 3/6 级以上，持续时间长，可占全收缩期，甚至遮盖 S_1，并向左腋下传导。

2. 主动脉瓣区

主动脉瓣区收缩期相对性杂音：(图 5-37)。

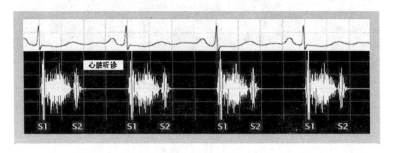

图 5-37　主动脉瓣区收缩期相对性杂音

常见病因：升主动脉扩张，如高血压和主动脉粥样硬化。

听诊特点：杂音柔和，常伴有 A_2 亢进。

主动脉瓣区收缩期器质性杂音：(图 5-38)。

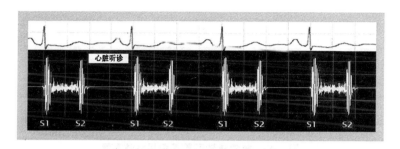

图 5-38　主动脉瓣区收缩期器质性杂音

常见病因:各种病因引起的主动脉瓣狭窄。

听诊特点:杂音为喷射性,响亮而粗糙,有时可呈乐性,向颈部传导,常伴有震颤,且 A_2 减弱。

3. 肺动脉瓣区

肺动脉瓣区收缩期生理性杂音:(图 5-39)。

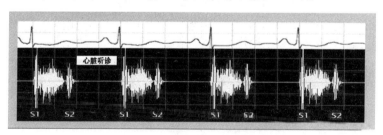

图 5-39　肺动脉瓣区收缩期生理性杂音

常见原因:多见于青少年及儿童中。

听诊特点:杂音性质柔和、吹风样,强度在 2/6 级以下,时限较短。

肺动脉瓣区收缩期相对性杂音:(图 5-40)。

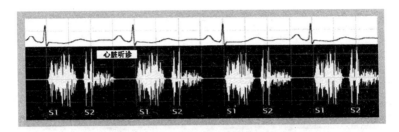

图 5-40　肺动脉瓣区收缩期相对性杂音

常见病因：为肺血多或肺动脉高压导致肺动脉扩张产生的肺动脉瓣相对狭窄，如二尖瓣狭窄、先心病房间隔缺损等。

听诊特点：与生理性杂音相似，比较响亮，可出现 P_2 亢进。

肺动脉瓣区收缩期器质性杂音：（图 5-41）。

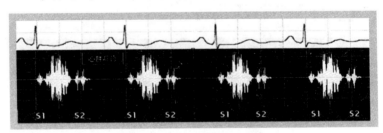

图 5-41　肺动脉瓣区收缩期器质性杂音

常见疾病：肺动脉瓣狭窄。

听诊特点：杂音呈喷射性、粗糙、强度在 3/6 级以上，常伴有震颤。

4. 三尖瓣区

三尖瓣区收缩期相对性杂音：(图 5-42)。

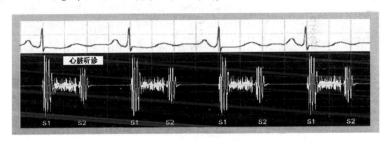

图 5-42　三尖瓣区收缩期相对性杂音

　　常见病因：多见于右心室扩大，如二尖瓣狭窄伴右心衰竭，肺心病心衰，因右心室扩大导致三尖瓣相对性关闭不全。

　　听诊特点：杂音为吹风样、柔和，吸气时增强，一般在3/6 级以下，可随病情好转、心腔缩小而消失。由于右心室增大，杂音部位可移向左侧近心尖处，需注意与二尖瓣关闭不全的杂音相鉴别。

　　三尖瓣区收缩期器质性杂音：(图 5-43)。

　　常见疾病：三尖瓣关闭不全。

　　听诊特点：与器质性二尖瓣关闭不全类似，呈吹风样，但不向腋下传导。可同时出现颈静脉和肝脏收缩期搏动。

5. 胸骨左缘第三、四肋间

　　收缩期杂音：(图 5-44)。

　　常见疾病：室间隔缺损，梗阻性心肌病。

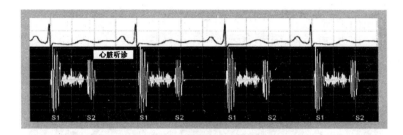

图 5-43　三尖瓣区收缩期器质性杂音

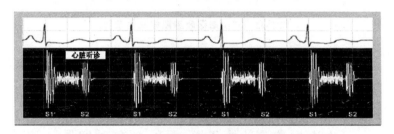

图 5-44　胸前左缘第 3、4 肋间收缩期杂音

　　听诊特点：响亮而粗糙的收缩期杂音，可伴震颤，有时呈喷射性。

（三）舒张期杂音

1. 二尖瓣区

　　二尖瓣区舒张期器质性杂音：（图 5-45）。

　　常见病因：风湿性二尖瓣狭窄。

　　听诊特点：心尖区舒张中、晚期低调、隆隆样、递增型杂音，常伴震颤及心尖区 S_1 亢进。

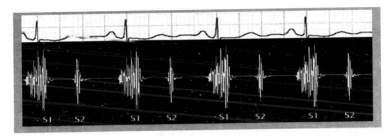

图 5-45　二尖瓣区舒张期器质性杂音

二尖瓣区舒张期相对性杂音:(图 5-46)。

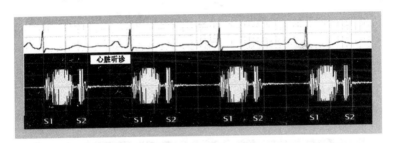

图 5-46　二尖瓣区舒张期相对性杂音

　　常见病因:较重度主动脉瓣关闭不全,导致左室舒张期容量负荷过高,使二尖瓣基本处于半关闭状态,呈现相对狭窄而产生杂音——Austin-Flint 杂音。本例中患者同时伴有收缩期杂音。

　　听诊特点:心尖舒张期杂音(表 3)。

表3 二尖瓣器质性狭窄与相对性狭窄杂音的鉴别

	狭窄器质性	狭窄相对性
杂音特点	粗糙,呈递增型,为舒张中晚期杂音常伴震颤	柔和,递减型,为舒张早期杂音无震颤
拍击性 S_1	常有	无
开瓣音	可有	无
心房颤动	常有	无
X线心影	呈二尖瓣型,右室、左房增大	呈主动脉型,左室增大
彩超	二尖瓣有病理变化	二尖瓣无病理变化

2. 主动脉瓣区

主动脉瓣区舒张期杂音:(图5-47)。

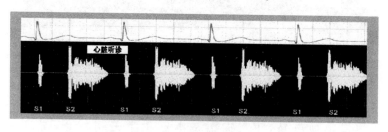

图5-47 主动脉瓣区舒张期杂音

常见疾病:风湿性或先天性主动脉瓣关闭不全、特发性主动脉瓣脱垂、梅毒性升主动脉炎和马方综合征所致主动脉瓣关闭不全。

听诊特点:舒张早期开始,递减型柔和的泼水样,或叹气样,可向胸骨左缘及心尖部传导。

听诊部位：于前倾坐位、主动脉瓣第二听诊区最清楚。

3. 肺动脉瓣区

肺动脉瓣区舒张期杂音：(图 5-48)。

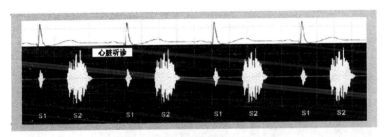

图 5-48　肺动脉瓣区舒张期杂音

常见疾病：多由于肺动脉扩张导致相对性关闭不全，二尖瓣狭窄伴明显肺动脉高压。器质性病变引起者极少。

听诊特点：呈递减型、吹风样、柔和，常合并 P_2 亢进，称 Graham-Steell 杂音。

4. 三尖瓣区

三尖瓣区舒张期杂音：(图 5-49)。

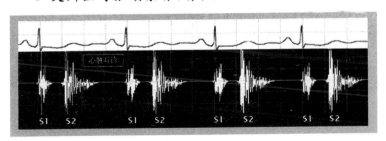

图 5-49　三尖瓣区舒张期杂音

常见疾病:三尖瓣狭窄,极为少见。

听诊特点:局限于胸骨左缘第四、五肋间,低调隆隆样。

主动脉瓣第二听诊区(胸骨左缘第三、四肋间)舒张期杂音:(图 5-50)。

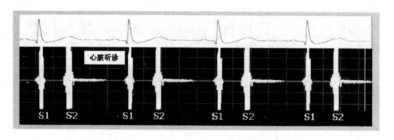

图 5-50　胸骨左缘第三、四肋间舒张期杂音

常见疾病:风湿性或先天性主动脉瓣关闭不全、特发性主动脉瓣脱垂、梅毒性升主动脉炎和马方综合征所致主动脉瓣关闭不全。

听诊特点:舒张早期开始,呈递减型柔和的泼水样,或叹气样,可向心尖部传导。

听诊部位:于前倾坐位最清楚。

(四)连续性杂音

连续性杂音:(图 5-51)。

常见病因:先心病动脉导管未闭,主肺动脉隔缺损(位置偏内而低,约在胸骨左缘第三肋间),冠状动静脉

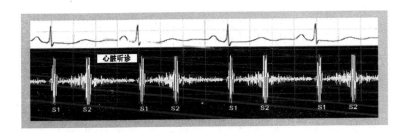

图 5-51 连续性杂音

瘘,冠状动脉窦瘤破裂(有冠状动脉窦瘤破裂的急性病史)。

听诊特点:杂音粗糙、响亮似机器转动样,持续于整个收缩与舒张期,其间不中断,可完全掩盖 S_1 及 S_2。

听诊部位:胸骨左缘第二肋间稍外侧,常伴有震颤。

(五)无害性杂音

无害性杂音:(图 5-52)。

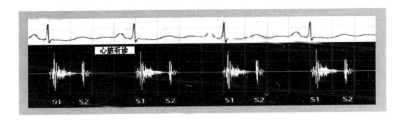

图 5-52 无害性杂音

听诊部位:颈根部近锁骨处,甚至可在锁骨下听到

（尤其是右侧）。

听诊特点：连续性柔和杂音，系颈静脉血液快速回流产生，又称颈静脉营营声。以手指压迫颈静脉，使血流暂时中断，杂音即消失（附音频）。

临床意义：见于正常人。正常儿童及青年，锁骨上可有轻而短的收缩期杂音，当双肩向后高度伸张可使杂音消失。该杂音发生原理尚不明确，可能来源于主动脉弓的头臂分支。

（六）心包摩擦音

心包摩擦音：（图 5-53）。

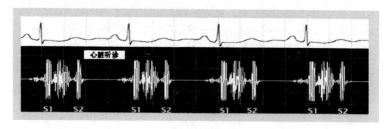

图 5-53 心包摩擦音

机制：心包脏层与壁层心包由于生物性或理化因素致纤维蛋白沉积而粗糙，心脏搏动时产生摩擦而出现的声音。

听诊部位：心前区或胸骨左缘第三、四肋间最响亮，坐位前倾及呼气末更明显。

听诊特点：音质粗糙、高音调、搔抓样、很近耳，与心搏一致。发生在收缩期与舒张期,可呈两相或三相杂音,与呼吸无关。

临床意义:各种感染性心包炎;非感染性心包炎:风湿性病变、急性心肌梗死、尿毒症和系统性红斑狼疮等。心包腔有一定积液量后,摩擦音可消失。

心脏杂音及额外心音的听诊是诊断心血管疾病的重要根据。而心脏杂音和心脏额外心音的出现部位有一定规律性。表 4 为心音及心脏额外心音的听诊部位,表 5 为常见心脏杂音的听诊参考部位,供临床听诊时参考。

表 4　心脏心音及额外心音的听诊部位一览表

部 位	心 音	附加音
心尖区	S_1,S_2,S_3,S_4;S_1 减弱,S_1 增强,S_1 分裂,S_2 分裂	S_3,S_4,开瓣音,喀喇音,心包叩击音,肿瘤扑落音,人工瓣音
肺动脉瓣区	S_2,S_2 增强,S_2 减弱,S_2 分裂	收缩早期喷射音
主动脉瓣区	S_1,S_2;S_1 减弱,S_1 增强	收缩早期喷射音

表5　常见心脏杂音的听诊部位一览表

部　位	收缩期杂音	舒张期杂音	双期杂音
心尖区	功能性(无害)杂音 器质性:风心病二尖瓣关闭不全,二尖瓣脱垂综合征 相对性:左室增大致二尖瓣关闭不全 心包摩擦音	器质性:二尖瓣狭窄,左房黏液瘤 相对性:Austin-Flint杂音(重度主动脉瓣关闭不全) 心包摩擦音	二尖瓣关闭不全+狭窄
肺动脉瓣区	生理性 器质性:肺动脉瓣狭窄,肺动脉狭窄 相对性:肺动脉高压导致肺动脉扩张,房间隔缺损	Graham-Steell杂音	动脉导管未闭
主动脉瓣区	器质性:主动脉瓣狭窄,主动脉瓣下狭窄 相对性:升主动脉扩张(如高血压)	主动脉瓣关闭不全	主动脉瓣狭窄+关闭不全
主动脉瓣二区		主动脉瓣关闭不全	
三尖瓣区	相对性:右心室扩大(二尖瓣狭窄伴右心衰竭) 器质性:三尖瓣关闭不全	三尖瓣狭窄,少见	
胸骨左缘第三、四肋间	室间隔缺损 主动脉瓣下狭窄		